Paul-Albert DUPERRIER

De l'Université de Paris

Ancien Interne de la Préfecture de la Seine

ESSAI

sur la

Gangrène Pulmonaire

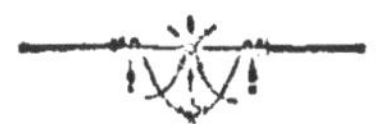

PARIS

INSTITUT INTERNATIONAL DE BIBLIOGRAPHIE SCIENTIFIQUE

93, boulevard Saint-Germain, VI.

1902

ESSAI

SUR LA

GANGRÈNE PULMONAIRE

Dr Paul-Albert DUPERRIER

DE L'UNIVERSITÉ DE PARIS

ANCIEN INTERNE DE LA PRÉFECTURE DE LA SEINE

ESSAI

SUR LA

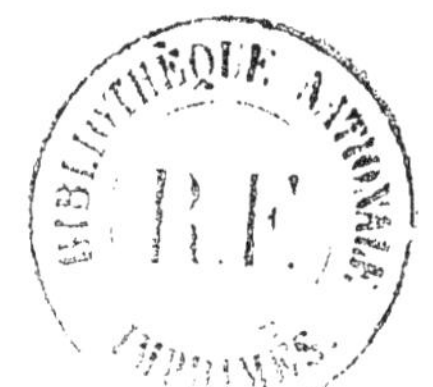

Gangrène Pulmonaire

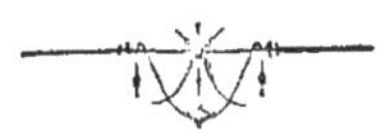

PARIS

INSTITUT INTERNATIONAL DE BIBLIOGRAPHIE SCIENTIFIQUE

93, boulevard Saint-Germain, VI.

1902

A MON PÈRE

A MA MÈRE

FAIBLE TÉMOIGNAGE D'UNE ÉTERNELLE RECONNAISSANCE

A TOUS MES AMIS

A MON PRÉSIDENT DE THÈSE

MONSIEUR LE PROFESSEUR GILBERT

PROFESSEUR DE THÉRAPEUTIQUE
MÉDECIN DE L'HÔPITAL BROUSSAIS
CHEVALIER DE LA LÉGION D'HONNEUR

AVANT-PROPOS.

———

Lorsque, il y a peu de temps, nous avons subi l'épreuve du 5ᵉ doctorat (2ᵉ partie), nous avons eu à examiner un malade dont le diagnostic nous parut assez difficile. Il en fut, du reste, jugé ainsi par notre examinateur, Monsieur le Professeur agrégé Charrin. Notre diagnostic avait été *Gangrène Pulmonaire*. Il fut accepté, c'était celui du Jury.

L'examen clinique, la marche de la maladie, l'ensemble des symptômes suivis à l'hôpital, tout concordait à confirmer ce diagnostic. Et cependant ! au bout de 17 jours de traitement, ce malade va à Vincennes et tout fait croire que la guérison était complète puisqu'on ne l'a plus revu à l'hôpital.

Nous n'ignorons pas qu'il peut y avoir des rémissions dans le cours d'une gangrène pulmonaire, rémissions au cours desquelles tout les phénomènes paraissent avoir disparu, même la fétidité de l'haleine ; nous savons bien qu'il est une gangrène, dite curable, de Lasègue ; mais nous savons aussi qu'il est un certain nombre d'affections des voies respiratoires, des bronches notamment qui peuvent faire croire, par leurs signes cliniques, à l'existence d'une gangrène pulmonaire, alors que le parenchyme est indemne de toute nécrobiose ; à peine est-il touché par l'inflammation périphérique ou secondaire due à l'affection, cause de l'erreur de diagnostic.

C'est cette étude que nous avons l'intention de faire. Notre malade d'examen, dont nous donnons plus loin l'observation, a été la cause de recherches qui nous ont permis de compléter notre instruction à ce sujet et de réunir dans notre modeste travail les éléments d'un diagnostic assez souvent difficile.

Puissions-nous avoir réussi à jeter un peu de lumière sur la question et à apporter à nos jeunes camarades des notions précises qui les feront sortir du doute où nous nous sommes trouvés nous-même.

Mais avant d'entreprendre cette étude de la *Gangrène pulmonaire*, qu'il nous soit permis d'adresser nos hommages de sincère et respectueuse gratitude à nos maîtres dans les hôpitaux.

Nous remercierons particulièrement M. le docteur Dreyfus-Brissac qui a bien voulu nous permettre l'accès de son service où nous avons pu examiner, ces derniers mois, nombre de malades sous l'intelligente direction de Monsieur Ball, son interne.

Que Monsieur le Professeur Gilbert, dont nous ne saurions oublier les excellents conseils en ce qui touche la Clinique et la Thérapeutique, non plus que les savantes leçons à l'hôpital Broussais, veuille bien nous permettre de le remercier très sincèrement et l'assurer de notre profonde gratitude pour l'honneur qu'il nous fait en acceptant la présidence de cette thèse.

ANATOMIE PATHOLOGIQUE ET PATHOGÉNIE.

Nous sommes d'avis que, s'il est parfois nécessaire de faire
une distinction entre le mot *nécrose* et le mot *gangrène*, c'est
lorsque ce mode d'inflammation, toute spéciale, s'applique
aux poumons. Il y a, en effet, dans ce que l'on englobe sous
le nom de gangrène pulmonaire, une très grosse différence
entre la *nécrose* proprement dite, d'un lobule ou d'une extrémité bronchique, nécrose souvent limitée, produite toujours
par un arrêt de la circulation artérielle, quelle qu'en soit la
nature, n'ayant pas ou peu de tendance à la généralisation, et
la *gangrène pulmonaire* vraie. Celle-ci résulterait de processus particuliers de fermentation et de putréfaction se développant sous l'influence d'organismes anaérobies et envahi-
rait de proche en proche les tissus circonvoisins, parfois un
lobe pulmonaire tout entier qui peut se trouver, en dernière
analyse, transformé en une bouillie gélatiniforme.

Cette dernière forme, *diffuse*, est beaucoup plus rare que la
forme circonscrite, mais c'est la véritable gangrène pulmonaire, celle qui ne guérit pas. L'autre, au contraire, essen-
tiellement *circonscrite*, guérit le plus souvent, et l'issue fatale,
si elle arrive, est bien plus sous la dépendance de l'inflammation cause première de la maladie, ou de la constitution du
malade, que sous la dépendance de la mortification d'une

extrémité bronchique ou d'un lobule pulmonaire, d'une zône, en un mot, toujours très limitée.

Nous venons de dire que la forme circonscrite est la plus commune, c'est certainement la raison pour laquelle, lorsque le sujet malade ne se trouve pas dans un état d'asthénie, on observe assez souvent la guérison.

Cette gangrène circonscrite peut siéger dans tous les points du poumon, mais s'observe un peu plus souvent dans le lobe supérieur que dans l'inférieur. La portion nécrosée est nettement limitée et fortement adhérente au tissu qui l'entoure. C'est un noyau, quelquefois plusieurs, se présentant sous l'aspect de masses ou plaques superficielles ou profondes, c'est-à-dire sous-pleurales ou intra-parenchymateuses, d'une couleur noirâtre, verdâtre ou gris blanchâtre, mais exhalant toujours une odeur horriblement fétide. La région qui entoure ce foyer est œdématiée, mais peut rester complètement séparée du bourbillon *noirâtre*, *brun*, *jaunâtre* ou *verdâtre*, que Laënnec a décrit et qui est constitué par un tissu filamenteux semblable à du chanvre ou du lin putréfié.

Il n'en est pas toujours ainsi. Souvent l'escharre se ramollit et se convertit en une bouillie noirâtre et fétide qui reste enfermée dans une poche, formant ainsi, ce que l'on a appelé la *caverne gangréneuse*. Les parois en sont molles, souples, infiltrées de sang et tendent alors à permettre à la gangrène de devenir diffuse. D'autres fois, au contraire, elles sont indurées par suite de l'hépatisation du tissu pulmonaire et forment alors une sorte de coque qui limite, d'une façon parfaite, la gangrène.

Lorsque la gangrène ne se limite pas, elle peut envahir une grande partie d'un poumon et le convertir en une masse friable, laissant écouler à la coupe un liquide comparable à de la suie délayée et exhalant l'odeur fétide dont nous avons parlé plus haut et que l'on retrouve toujours, que la gangrène soit circonscrite ou diffuse.

L'état des vaisseaux qui entourent ou aboutissent dans le foyer frappé de mortification est intéressant à étudier. Le plus souvent ils sont oblitérés. Le processus inflammatoire pourrait à lui seul expliquer cette oblitération, mais on s'est aussi demandé si cette oblitération ne pouvait pas être la cause même et non l'effet de la gangrène. On a cité des cas tendant à le démontrer, mais il est certain que le raisonnement seul peut conduire à cette opinion.

« Toutes les fois qu'un foyer purulent, putride ou gangréneux, existe quelque part dans l'économie, ce foyer peut devenir l'origine d'embolies spécifiques, microbiennes, qui aboutissent au poumon. Arrivée au poumon, la petite embolie spécifique provoque une infection qui reproduit la nature de la graine embolique. Si la graine embolique porte avec elle des germes de suppuration, l'infarctus suppure ; si la graine embolique porte avec elle des germes de putridité, l'infarctus fermente et se putréfie ; si la graine embolique porte avec elle des germes de gangrène, l'infarctus se nécrose et se putréfie en même temps ». (Dieulafoy).

Parfois, l'oblitération n'est pas complète. Il reste de la perméabilité, et de nouvelles embolies peuvent transporter le désordre en un autre point et créer de nouveaux foyers. Ou bien les parois du vaisseau peuvent être détruites et le sang s'épancher dans la poche ou dans les voies aériennes, et produire des hémoptysies abondantes et mortelles.

Enfin, cet épanchement sanguin peut, par le même mécanisme de destruction, se répandre dans la cavité pleurale et donner lieu à une pleurésie compliquée de pneumothorax.

Ces phénomènes pathogéniques de la gangrène expliquent bien la forme circonscrite. La forme diffuse paraît avoir une autre cause. M. le professeur Dieulafoy, dans la description qu'il fait de la gangrène pulmonaire, d'origine aérienne, par opposition à celle que nous venons d'étudier et qui peut être appelée gangrène pulmonaire à forme embolique, en indique très bien la pathogénie.

Les bronches, les bronchioles et même les alvéoles pulmonaires ne sont que le prolongement de la cavité bucco-pharyngée ; on conçoit de suite la facilité avec laquelle les germes qui habitent la bouche ou qui y pénètrent peuvent être portés jusque près du tissu pulmonaire, l'infecter, le gangrèner, si le sujet se trouve en état de réceptivité ; soit que cet état de réceptivité existe de par la constitution du malade, soit qu'il l'ait acquis par suite d'une maladie aigüe ou d'une affection chronique : tels les typhiques, les brightiques, les alcooliques. On a noté aussi, suivant Davenne, de la gangrène pulmonaire chez les gens affectés de grands kystes du foie.

Cet élément de réceptivité, selon le terrain, joue évidemment un très grand rôle. Comment expliquer autrement la possibilité d'une poussée de gangrène chez un sujet atteint de pneumonie à début franc ? Quoi qu'il en soit, cette porte d'entrée par les voies aériennes, d'une infection toute particulière, n'est pas douteuse et se trouve confirmée par le fait de la fréquence de la gangrène pulmonaire se développant en même temps que le noma ou venant le compliquer.

Si l'on examine au microscope le centre des lésions, on y trouve des fibres élastiques, des débris pulmonaires anthra-

cosés, des grandes cellules chargées de granulations grais-
seuses, enfin l'oblitération des vaisseaux dont nous avons
parlé. Mais on observe aussi, et c'est là le point important,
toute une théorie de microbes au milieu desquels il est bien
difficile de déterminer le coupable. Leyden et Jaffé, en 1866,
ont cru pouvoir faire du *leptothrix pulmonalis* l'agent déter-
minant de la gangrène pulmonaire, mais il n'est qu'une
modification de celui qui vit habituellement dans la bouche,
et l'on ne peut vraiment pas le considérer comme spécifique.
Le doute règne encore, et nous serions tentés, comme nos
maîtres, de nous contenter de la conclusion donnée par
Guillemot, dans sa thèse inaugurale, en 1899 : « La flore
aérobie est représentée dans les foyers gangréneux, surtout et
quelquefois uniquement, par une espèce à peu près constante,
un streptocoque. Dans tous les cas, cette flore est en minorité
vis-à-vis de la flore anaérobie; elle peut même faire complètement défaut. Les espèces anaérobies sont, par contre, représen-
tées par des espèces variées et extrêmement nombreuses. »

Mais, dans ces dernières années, des auteurs, étrangers pour
la plupart, ont continué les recherches et sont arrivés à
trouver des micro-organismes qu'ils ont voulu donner
comme spécifiques. Nous sommes pourtant obligés de reconnaître, tout en louant leur ténacité, que nous ne sommes pas
convaincus par leurs travaux. Un vaste champ, selon nous,
est encore ouvert aux hypothèses ; nous jetterons cependant
un coup d'œil sur ce qui a été écrit sur ce sujet avec l'espoir
très problématique, nous ne dirons pas, de donner des conclusions fermes, mais de tirer du chaos des nombreuses
théories émises, les données les plus essentielles touchant le
diagnostic de la gangrène pulmonaire.

A. Frankel rapporte avoir observé plusieurs cas de gangrène pulmonaire dans les expectorations desquelles se trouvaient des bacilles ressemblant à ceux de la tuberculose; mais les recherches anatomiques prouvèrent que, malgré la présence de ces bacilles, il n'existait pas trace de cette affection

Ceci amena l'auteur à considérer ces bacilles comme des congénères inoffensifs ou pseudo-tuberculeux.

Pfaffenheim trouve dans les crachats les mêmes bacilles et diagnostique la tuberculose pulmonaire; à l'autopsie, pas de tuberculose ; mais un petit abcès gangréneux dans le contenu duquel existent des bacilles analogues à ceux des crachats.

Il en conclut que ces bacilles si semblables au bacille tuberculeux n'en constituent pas moins un bacille spécial à la gangrène pulmonaire.

Le mode de coloration est le même ; mais le résultat des cultures faites est négatif.

Zahn a également publié un cas dans lequel il avait diagnostiqué la phtisie pulmonaire, d'après les bacilles trouvés dans les crachats, alors qu'à l'autopsie, on ne trouve pas trace de tuberculose, mais de la gangrène pulmonaire. Les mêmes bacilles sont constatés par Laos et Rabinowitsch (*Lydia*).

Une observation de ce dernier auteur nous a paru trop intéressante pour ne pas la reproduire *in extenso*. (Voir l'observation IV).

Benvenuti Erio, en 1900, s'efforce d'attirer l'attention des médecins praticiens sur un caractère particulier de l'expectoration dans la gangrène pulmonaire. Il s'agit en la circonstance de bacilles spéciaux qui, au point de vue bactériologique et morphologique, leur persistance aux acides et la propriété qu'ils ont de se colorer d'après la méthode de Ziehl, peuvent simuler le bacille tuberculeux et induire en erreur les cliniciens les plus experts. (Voir l'observation V).

Babès a trouvé un autre groupe de microbes ou bacilles, dans la gangrène pulmonaire, qu'il appelle « *les diphtéridés*, bacilles dits pseudo-diphtériques qui ont avec ceux de Löffler une très grande analogie. »

Musmeci dont nous résumons une observation (Voir l'observation VIII) l'accompagne de considérations qui sont à relater. L'auteur après avoir cité *de* Bayle, Laennec, Leyden et Jaffé, Rosenstein, Sée, qui tous ont cherché et cru trouver un agent pathogène de la gangrène pulmonaire, conclut à la spécificité du bacille « *Fermo* » et du bacille « *lineola* », qu'on rencontre dans les tissus gangrénés et dans les endroits accessibles à l'air et qui sont les agents habituels de la putréfaction.

Strumpell établit que « l'unique cause de la gangrène pulmonaire, c'est-à-dire la mortification du tissu pulmonaire et sa décomposition putride est la pénétration dans le poumon des bactéries de la putréfaction ; car dans chaque inspiration nous introduisons une quantité considérable de ces bactéries ou de leurs germes. Mais l'organisme a évidemment la faculté de les anéantir, de les annuler et les rendre inactifs. Toutefois dans certaines conditions, ils se fixent, s'établissent et mortifient le tissu pulmonaire qui, à cause de la présence des bactéries spécifiques de la putréfaction, subit cette décomposition spéciale dite gangrène humide ».

Huber (Francis) (voir observation X) dit que les processus

gangréneux localisés du poumon, qu'on ne peut soupçonner pendant la vie et qui ne sont accompagnés, ni par la fétidité de l'haleine, ni par les autres symptômes caractéristiques, ne peuvent être observés qu'à l'autopsie. (*Arch. Pediat.*, N. Y., 1902). C'est aussi ce que Vargas déclare dans son travail en l'honneur du Prof. A. *Jacobi* sous le titre : « Gangrène pulmonaire diffuse latente ».

Carr (W. L.), auquel nous empruntons l'observation XI, étudie lui aussi la gangrène pulmonaire chez l'enfant et cite les auteurs qui, avant lui, s'en sont particulièrement occupés.

La littérature de la gangrène pulmonaire, dit Carr, date à proprement parler, des travaux de Rilliet et Barthez (*Traité des maladies des enfants*, 1843, dans lequel on trouve 11 cas personnels de ces auteurs). La même année, Bondet a publié 5 cas (*in : Arch. gén. de méd.*, Paris, 1843, II, 385). Dans l'édition du traité de Rilliet et Barthez, publiée en 1884, il est fait mention de la thèse de L. Atkins (*Ueber Gangrena pulmonum bei Kindern*. In.-Dissert., Zurich 1872) qui en relate 26 cas. Il faut également citer le cas de Voguet et Biedert, celui d'un enfant de 14 ans atteint de gangrène, 6 ans après une pneumonie et guéri par opération ; puis celui de West, fillette de 3 ans, morte à la suite de gangrène, consécutive à une broncho-pneumonie.

Mac Nalty (*Med. T. a. Gaz.*, 1872, II) = gangrène pulmonaire avec pneumonie consécutive à la rougeole chez un garçon de 3 ans et demi. Mort. — Muralt (*Corresp.-Bl. f. schweiz. Aerzte*, 1882, n° 10) = gangr. pulm. consécutive à l'empyème chez un enfant de 2 ans ; guérison après incision. — Day (*Practitioner*, 1885) = fillette de 10 ans atteinte de g.

pulm. à la suite de pleuropneumonie. Mort. — EWART et
BENHAM (*Lancet*, 1887, vol. I) = g. pulm. chez un garçon
atteint de fièvre typhoïde et d'empyème. Guérison. — HOLT
(*Arch. Pediat.*, N. Y., 1885) = garçon de 3 ans 1/2 avec gangrène consécutive à une pleuropneumonie. Mort. — PASTEUR
(*Brit. M. J.*, 1888, II) = gangr. pulm. chez un garçon de
7 ans par corps étranger de l'œsophage ayant passé dans les
bronches. Mort. — DE JERSEY (*Lancet*, 1892, vol. I) = g. pulm.
chez un enfant de 21 mois après pneumonie et empyème.
Mort. — THOMAS (*Rev. méd. de la Suisse Rom.*, 1895, XV) =
g. pulm. après pneumonie et empyème. Guérison. — HERCZEL
(*Wien. Med. Presse*, 1900) rapporte 91 cas qui ont été opérés
avec 61 0/0 de guérisons ; il ajoute que l'expectation dans le
traitement est toujours fatale et n'est pas justifiée.

SEITZ (*Kurzgef Lehrb. d. Kinderheilk.*, Berl., 1901) trouve
que la gangrène pulmonaire est presque aussi commune chez
l'enfant que chez l'adulte ; elle accompagne souvent les
maladies infectieuses où les affections respiratoires aiguës,
les embolies infectieuses ou les corps étrangers du poumon,
ou le catarrhe intestinal chronique. Au point de vue bactériologique on trouve des bactéries du groupe pathogène et quelques saprophites que l'on rencontre dans les gangrènes. Seitz
dit en outre que l'odeur fétide peut ne pas être suffisante pour
différencier la gangrène pulmonaire de la bronchectasie et
de la bronchite putride.

ETIOLOGIE.

On peut observer la gangrène pulmonaire à tout âge ; mais
il est bien certain que c'est à l'âge ou la nutrition ou la propriété d'assimilation, est ou devient défectueuse (d'où débilité et, par suite, réceptivité) qu'elle est la plus fréquente.
Les vieillards et les enfants auront donc le triste privilège
d'être le plus fréquemment atteints. Chez les premiers, la
sénilité, mot assez vague, mais dont on se sert couramment,
l'artériosclérose, expliqueront suffisamment sinon l'origine,
du moins la cause probable de l'affection.

Mais pour l'enfant ? puisqu'elle est surtout fréquente dans
la classe pauvre, ne pourrait-on faire un rapprochement entre
lui et la plante qui s'étiole parce qu'elle est placée en un terrain défavorable à son développement. Qu'une fièvre érup-
tive quelconque survienne, la rougeole par exemple, considérée la plupart du temps comme très bénigne, notre petit
malade fera une poussée de gangrène secondaire, nous ne
dirons pas incurable, mais très grave et dont le pronostic
doit être très réservé.

Chez l'adulte, elle est plus fréquente chez l'homme que
chez la femme, et, le plus souvent, consécutive à une affection
aiguë ou chronique des bronches, à une broncho-pneu-

monie, à une maladie longue ou diathésique. On l'observe rarement compliquant une pneumonie franche aiguë ; il n'en est pas de même lorsqu'il s'agit d'une pneumonie chronique.

L'étiologie a une part importante dans le pronostic, d'après les tables de Tuffier.

Gangrène après inflammations pulmonaires, 53 cas, 15 morts = 28 %.

Gangrène après bronchectasie, 4 cas, 3 morts = 75 %.

Gangrène après corps étrangers, 2 cas, 1 mort = 50 %.

Gangrène après embolie, 7 cas, 5 morts = 71 %.

Gangrène après blessure d'arme à feu, 1 cas, guérison.

Gangrène après perforation d'œsophage, 2 cas, 2 morts = 100 %.

+ 2 cas de mort sans cause.

= 8 morts par septicémie progressive, 5 par gangrène des deux poumons, 4 par lésions gangréneuses multiples, 4 par hémorragie secondaire, 4 opérés in extremis, 3 par complications cérébrales et 1 dont la cavité gangréneuse ne fut pas trouvée au moment de l'opération.

Le pronostic est toujours grave. La mortalité serait de 80 %, dans les cas traités médicalement, et de 40 % lorsque l'on a eu recours à l'opération chirurgicale.

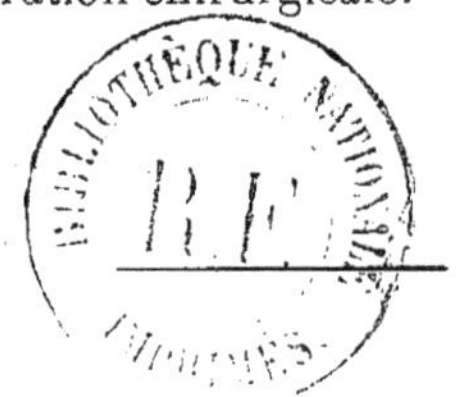

Il est parfois difficile de décrire les symptômes de la gangrène en la prenant dès son début ; car, dans certains cas, elle commence l'état nosologique du malade (gangrène primitive), d'autres fois, le plus souvent, elle vient compliquer un état du poumon (gangrène secondaire).

Dans les cas rares de gangrène pulmonaire primitive, le début est brusque, et l'ensemble des phénomènes qui l'accompagne en est obscur.

Une élévation extrême de la température, une douleur très vive, en un point du thorax, et l'abattement du malade seront, dans les cas de gangrène primitive, les seuls signes qui devront faire penser à une infection pulmonaire du genre de celle qui nous occupe. Mais, nous le répétons, ces signes, quoique très marqués à l'observation, ne pourront pas toujours suffire à eux seuls pour faire le diagnostic. On a vu des pneumonies franches débuter ainsi. On a vu des pleuro-pneumonies s'accompagner de points pleurodyniques intenses, en revêtir l'aspect et présenter les trois signes que nous venons de dénommer. (Voir notre observation I). La vérité, c'est que, le plus souvent, la maladie se déclare insidieusement chez des sujets plus ou moins souffrants. Elle se forme lentement. Elle donne, en quelque sorte, à l'organe le temps de se nécroser, de se mortifier. Pendant cette période, qu'elle soit de quelques jours ou de quelques semaines, le malade éprouve un malaise indéfinissable : il n'a plus d'appétit, il perd ses forces, il se met à tousser, et il semble qu'une bronchite va se déclarer.

D'autres fois, le malade souffre déjà d'une bronchite ancienne, sur laquelle se greffera une affection aiguë, pneumonie ou broncho-pneumonie ; cela se voit surtout chez les enfants et chez les vieillards. Tout à coup, l'état paraît s'aggraver, la température augmente, les forces diminuent de plus en plus, le malade se plaint d'une augmentation de son *point de côté*, et, au cours de cette maladie première, va se déclarer une gangrène pulmonaire secondaire. C'est le type classique.

Le premier signe qui va permettre de distinguer ce nouvel état pathologique, c'est l'apparition des crachats fétides. Au début, le malade se plaint qu'ils ont un goût désagréable et que son haleine sent mauvais. Mais, bientôt, ces signes augmentent d'intensité et cela d'autant plus rapidement, que la communication bronchique s'établira plus tôt. C'est surtout au moment de la toux que la fétidité se fait sentir. Cette fétidité, que l'on a voulu donner comme caractéristique de la gangrène pulmonaire ne ressemble pas à celle des gangrènes extérieures. C'est plutôt une odeur de pourriture, de macération anatomique, mais dans ce qu'elle a de plus abominable. La chambre du malade en est remplie et l'air se trouve vicié.

Les crachats sont d'abord peu abondants, mais, lorsque la *caverne gangrénée* se vide, ils augmentent dans une assez grande proportion. Ils sont d'abord muqueux, grisâtres, parfois noirâtres ou verdâtres, couleur de tabac, sanieux ou sanguinolents. Quand on les reçoit dans un verre à expérience et qu'on les laisse reposer, ils forment trois couches bien distinctes : la couche supérieure est muqueuse ou muco-purulente, la moyenne est séreuse, l'inférieure est épaisse et contient des fibres élastiques, des débris verdâtres ou noirâtres du tissu pulmonaire. C'est surtout dans cette couche que l'on trouve les micro-organismes dans lesquels on s'efforce de découvrir le microbe.

D'après NEUKOME et LEBERT, l'acide valérianique serait la source principale de l'abominable odeur de ces matières (Jaccoud). D'après d'autres auteurs, ce serait l'acide butyrique.

Pendant cette poussée de gangrène, les signes stéthoscopiques ont peu varié ; les signes des lésions broncho-pulmonaires ont presque tous persisté. Ils sont, c'est notre hypothèse, ceux d'une pneumonie, d'un catarrhe bronchique, d'une bronchectasie, d'une tuberculose peut-être, mais ils n'ont pas et ne pourront pas, par eux-mêmes, nous donner une certitude de gangrène. Ce n'est que lorsque l'expectoration se sera établie que, prenant une intensité toute particulière, le tableau clinique deviendra plus net.

La fièvre plus intense s'accompagne d'adynamie ; on observera une matité d'autant plus intense que le foyer induré sera plus grand ; de gros râles sous-crépitants avec souffle et bronchophonie compléteront le premier stade des phénomènes stéthoscopiques.

Mais lorsque l'élimination des parties nécrosées se fera, lorsque la région primitivement indurée se sera convertie en caverne, les signes changeront ; la matité diminuera ; les râles deviennent plus gros et plus humides, ils se changeront en gargouillement, et le souffle bronchique se convertira en souffle caverneux.

C'est à ce moment-là, il est aisé de le comprendre, que se produira le maximum de fétidité des crachats et de l'haleine.

Nous avons dit, dans un autre chapitre, que ces accidents, même la fétidité, peuvent disparaître pendant un certain temps, pour reparaître plus tard. Il est bon de le rappeler pour que l'on ne soit pas trompé par un symptôme qui pourrait faire croire à une guérison, l'occlusion momentanée de la communication bronchique en est la seule cause.

Quoi qu'il en soit, dans ces cas de rémissions, les symptômes pulmonaires finissent par inspirér, vu leur aggravation, la plus vive inquiétude. Le facies grippé, l'adynamie, la faiblesse et l'accélération du pouls, la diarrhée, le délire feront craindre une issue fatale à brève échéance.

Il y a un véritable empoisonnement septique provenant de la décomposition pulmonaire ; le microbe, quel qu'il soit, a fait son œuvre.

Mais cela ne se passe pas toujours ainsi. Nous tenons à le répéter, car nous l'avons observé (voir notre observation II) et c'est ce qui nous a donné l'idée de faire une distinction entre la nécrose *circonscrite* et la gangrène *diffuse* du poumon.

On a vu, au milieu d'accidents très graves accompagnés des signes cliniques les plus typiques de gangrène pulmonaire, le malade conserver ses forces, le pouls ne présenter ni faiblesse ni arythmie ; c'est que dans ce cas la nécrose s'était limitée, l'infection n'avait pu franchir le cercle formé par la coque fibreuse et l'intoxication générale n'avait pu se faire.

La marche de la gangrène pulmonaire ne sera pas toujours semblable. Rapide dans la majorité des cas, elle présente parfois des alternatives de haut et de bas pendant lesquelles l'odeur fétide de l'haleine diminue ou augmente par suite, très probablement, de l'arrêt momentané de la communication du foyer avec l'extérieur.

Ceci se produit, croyons-nous, dans les cas de gangrène circonscrite où l'on peut voir les escharres se former plus aisément avant le ramollissement définitif du foyer. Cela peut également se produire dans les cas de gangrène survenant d'emblée, dans lesquels le parenchyme pulmonaire n'est pas antérieurement atteint par une affection inflammatoire.

La gangrène pulmonaire, il est vrai, est rarement primitive ; la mortification du tissu pulmonaire est, le plus souvent, consécutive à une inflammation chronique des bronches ou des lobules du poumon. Nous ne voulons pas nier la possibilité de la gangrène pulmonaire primitive, mais, simplement, attirer l'attention sur ce fait que cette forme est plus rare. Aussi nous rangeons-nous facilement à l'avis de MM. Cornil et Ranvier qui disent que « la partie gangrenée et ramollie se trouve toujours au centre d'un noyau de pneumonie lobu-

laire ou catarrhale, et qu'il n'est pas douteux que ces noyaux
de pneumonie précèdent habituellement la mortification qui
s'effectue à leur centre. »

Notre assertion à ce sujet pourrait être discutée ; mais
toutes nos recherches, faites dans les travaux sur la matière,
nous ont obligé de nous y arrêter. Est-ce que les inoculations de crachats expectorés par des malades atteints de
gangrène pulmonaire n'ont pas donnés aux lapins sujets,
des noyaux de broncho-pneumonie ? Est-ce que les accidents
gangréneux consécutifs n'ont pas été la conséquence certaine
mais secondaire de l'inflammation du tissu pulmonaire ? Les
expériences de Leyden et Jaffé ne laissent aucun doute à ce
sujet. Il est vrai que, lorsque la gangrène est établie, il est
difficile de reconnaître un foyer primitif d'un foyer secondaire ; pourtant, si la cause en a été la broncho-pneumonie, la
couche ou zone de sclérose est plus épaisse, l'affection elle-
même ayant pu, dès le début, embrasser tout un lobe du
poumon au centre duquel se trouvera un simple noyau, de
dimensions variées, atteint de mortification. Cette théorie est
bien en rapport avec le mécanisme étiologique que nous avons
expliqué plus haut.

Lorsque le sphacèle du poumon est consécutif à une inflammation antérieure, le début est moins rapide et le plus souvent, on observe une série d'alternatives d'accidents nouveaux
et de rémissions. Ainsi, dans le cours de son affection première, le malade peut présenter un peu d'élévation de température, alors que les crachats deviennent plus abondants
et fétides. L'haleine elle-même, en dehors de l'expectoration,
conserve la même fétidité caractéristique, mais les accidents
ne durent pas longtemps ; ils sont bientôt remplacés par une

période pendant laquelle le malade ne présente plus que les symptômes de son état primitif.

Soit que la fétidité de l'haleine et des crachats persiste, soit qu'elle réapparaisse à des intervalles de plus en plus rapprochés, elle présente assez souvent et rapidement les caractères que nous avons déjà décrits, et suffit à elle seule pour faire le diagnostic, suivant certains auteurs.

Quel que soit son début, la gangrène pulmonaire se termine souvent par la mort ; car, nous le répétons, elle est la plupart du temps secondaire et ne survient que chez des sujets en plein état de réceptivité, débilités par une affection ou une infection quelconque aiguë, subaiguë, ou chronique.

Les malades succombent ordinairement au milieu de symptômes ataxo-adynamiques, soit que l'état antérieur du poumon s'aggrave, soit qu'il survienne, par le fait même de la gangrène, une complication pleurale, pleurésie suraiguë, pneumothorax, etc... Le malade succombe au milieu d'une anxiété et d'une suffocation extrême. Enfin, d'autres fois, la gangrène peut détruire une partie d'un vaisseau, et le malade meurt d'une hémorragie foudroyante.

Dans les cas heureux, au contraire, où la guérison survient, la marche de la maladie prend bientôt les caractères d'une affection chronique, le malade reste amaigri, plus ou moins cachectisé, suivant la durée de la poussée morbide ; mais, enfin, il vit jusqu'au moment où il sera emporté par une affection pleuro-pulmonaire, survenant d'autant plus facilement qu'il se trouve en parfait état de réceptivité. Dans ces cas, si l'autopsie peut se faire, on trouvera des cavernes cicatrisées ou en voie de cicatrisation, avec contenu affectant tous les caractéres de deliquium gangrèneux. Certains auteurs ont nié la possibilité de cette guérison et ont attribué à de la dilatation des bronches, les signes qui avaient fait faire le diagnostic de gangrène pulmonaire ; d'autres n'ont cru à la possibilité de la guérison que pour les formes rares auxquelles Bayle a donné le nom de *phtisie ulcéreuse.* Nous, nous croyons. qu'elle est possible, sinon fréquente, dans les cas que nous avons déjà dénommés : *Nécrose d'un lobule pulmonaire*, forme parfaitement circonscrite et à dégâts réparables, et dans lesquels l'élément infectieux, putride ne se généralise pas.

DIAGNOSTIC.

Le diagnostic de la gangrène pulmonaire est toujours
difficile. Au début, elle peut exister sans que l'on
retrouve les deux éléments qui, bientôt, permettront de
se prononcer, à savoir : la fétidité de l'haleine et de l'expectoration et l'état ataxo-adynamique particulier à cette
affection. En effet, la communication avec les bronches
n'étant pas établie, le foyer infecté ne communiquant pas
encore avec l'air extérieur, ne pourra faire penser à cette
terrible complication. L'état général lui-même, n'étant pas
encore suffisamment altéré, ne permettra pas de faire le
diagnostic, d'autant plus que le processus même de l'affection première pourra expliquer l'élévation de température, la
faiblesse progressive, l'ensemble en un mot de tous les phénomènes qui semblent aggraver la situation.

Ce n'est que lorsque la fétidité apparaîtra que l'esprit du
praticien sera attiré vers le diagnostic de gangrène pulmonaire, diagnostic qui ne s'affirmera que lorsque l'état général du malade aura indiqué, d'une façon nette, qu'il est sous
le coup d'une infection d'une nature spéciale, nouvelle et
différente de l'infection primitive.

Et cependant ces deux signes : fétidité des crachats et de
l'haleine, d'une part, et état général mauvais, d'autre part, ne

nous semblent pas vraiment pathognomoniques puisque l'on peut les retrouver dans nombre d'autres affections des voies aériennes ou digestives.

Nous allons citer quelques-unes des maladies qui peuvent être la cause des erreurs de diagnostic, en essayant d'indiquer, de la façon la plus claire possible, le moyen d'éviter ces erreurs.

Il existe, dans la cavité buccale, une série d'inflammations qui peuvent donner naissance à de la fétidité de l'haleine, ce sont : la *carie dentaire*, la *stomatite ulcéro-membraneuse*, la *gangrène de la bouche et du pharynx*. Lorsqu'il s'agit d'une lésion siégeant sur le devant de la bouche ou en un lieu facile à explorer, le diagnostic sera aisé; il ne serait difficile que si l'altération était bornée à la partie la plus postérieure; mais l'absence de toux et de phénomènes thoraciques, sera suffisante pour éclairer sur le siège de la mortification.

Il en serait de même de la mauvaise odeur qu'exhalent certains malades atteints de *gastrite chronique d'origine alcoolique*, ou de *dilatation stomacale* avec rétention prolongée des aliments, due à l'inertie des fibres de l'estomac ; il en résulte une fermentation donnant à l'haleine une odeur spéciale assez comparable à celle de la gangrène pulmonaire. Mais, là encore, l'absence de toux, de crachats, de signes broncho-pulmonaires aideront au diagnostic.

Nous ne signalerons que pour mémoire les affections *cancéreuses des voies digestives*, qui peuvent donner à l'haleine une odeur très désagréable comme, du reste, l'odeur fécaloïde qui accompagne et suit les accidents de l'obstruction intestinale. Le siège bien déterminé de l'affection, ainsi que celui de la douleur qui en résulte, empêchera toute cause d'erreur.

Il est moins facile de faire le diagnostic lorsqu'il s'agit
d'une affection des voies aériennes. Là, en effet, le siège de
l'affection est plus profond, inaccessible à l'exploration
directe. Les affections se développent dans le même organe, ou
dans des organes tellement voisins, que l'inflammation de l'un
entraîne presque fatalement l'inflammation de l'autre. Tous
ces organes, quand ils sont le siège d'un processus morbide,
déterminent de la fièvre, une altération de l'état général et,
certains d'entre eux, sont le point de départ de phénomènes
que nous avons signalés dans la gangrène pulmonaire.

Ainsi, dans la *bronchectasie*, l'haleine et l'expectoration des
malades sont parfois fétides et cette fétidité est, souvent, aussi
intense que celle de la gangrène pulmonaire elle-même avec
cette différence, disent certains auteurs, que dans la dilatation
des bronches, l'odeur est plutôt fade, alliacée que putride ;
nous estimons que cette différence est bien peu marquée, et
par trop individuelle, pour être vraiment caractéristique. Ce
qui est bien supérieur au point de vue du diagnostic, c'est
l'examen microscopique qui fera reconnaître dans les crachats,
dans le cas de gangrène, des fibres élastiques et la marche de
la maladie. Dans la bronchectasie, l'expectoration est moins
continue, elle se fait par évacuations intermittentes, surtout
matutinales, plus ou moins abondantes, et répandant une
odeur de *plâtre frais* insupportable. Cet état peut s'amender,
mais ne guérira pas et aura alors une durée qui ne permettra
jamais de la confondre avec la gangrène circonscrite, qui
guérira complètement dans un temps plus ou moins long, ni
avec la gangrène diffuse qui entraînera rapidement la mort.

La gangrène des extrémités bronchiques ou *bronchite
putride*, peut s'accompagner également de fétidité de l'ha-

eine et des crachats, mais les signes cavitaires font défaut (Dieulafoy).

Dans les *vomiques* d'origine pleurales, on observe aussi de la fétidité, mais la grande abondance du liquide soudainement expectoré, les signes cavitaires plus ou moins étendus, succédant brusquement à une zone de matité de la région pleurale, suffiront à assurer le diagnostic.

Certains tuberculeux, arrivés à la période des cavernes, peuvent avoir l'haleine fétide et rendre des crachats ayant une odeur infecte. La marche ordinairement lente de la *phtisie pulmonaire* est toute différente de celle de la gangrène qui guérit ou emporte rapidement le malade. Le bacille de Koch n'est pas, à notre avis, suffisant pour établir le diagnostic puisque ce bacille, ou un bacille analogue, a été trouvé dans les crachats de malades que l'autopsie a démontrés n'ayant pas succombé à la tuberculose, mais bien à la gangrène pulmonaire. Nous en rapportons plusieurs exemples dans nos observations.

Le *cancer du poumon* peut être la cause de sérieuses difficultés de diagnostic. Il est, en effet, la cause de crachats et d'exhalations pulmonaires fétides et, lorsqu'il évolue d'une façon aiguë et rapide, la fièvre, qui n'est pas rare, et la déchéance organique peuvent en imposer et faire croire à une poussée de gangrène pulmonaire. L'autopsie seule peut faire connaître l'affection dont est mort le malade. M. le professeur Dieulafoy insiste sur la difficulté de ce diagnostic et conseille, dans les cas douteux, de ne jamais omettre de rechercher si d'autres organes n'ont pas été ou ne sont pas cancéreux, s'il n'existe pas de ganglions axillaires ou cervicaux.

Il est enfin d'autres maladies spéciales telles que la *pneu-*

monoconiose, l'*anthracose*, l'*actinomycose* qui peuvent, bien qu'ayant leur caractère personnel défini, donner, pendant un certain temps, l'illusion d'une gangrène pulmonaire. Ainsi l'actinomycose, dans sa forme pleuro-pulmonaire, donne souvent naissance à un épanchement pleurétique, à des cavités avec expectoration fétide.

En résumé, les difficultés de diagnostic sont grandes et nous ne pouvons que souhaiter de voir prochain le jour où la bactériologie pourra enfin faire reconnaître, dès son début, l'existence d'une gangrène pulmonaire. C'est la condition expresse pour que le malade puisse retirer tout le bénéfice du traitement chirurgical, le seul auquel il faudra recourir, chaque fois qu'une contre-indication formelle ne s'y opposera pas. (E. Mosny).

TRAITEMENT.

Il est difficile de garantir l'efficacité d'un traitement quelconque dans la gangrène pulmonaire. L'affection, d'une part,
peut être tellement *diffuse* qu'aucune médication ne saurait
prétendre arriver à un résultat. L'état général, d'autre part,
arrive bientôt à un tel degré de prostration qu'il est bien
malaisé de trouver une médication tonique suffisante pour
relever les forces disparues. Aussi, le traitement purement
médical est-il très limité dans la gangrène vraie du poumon.

On a conseillé des inhalations de vapeurs chargées de
produits médicamenteux ou antiseptiques, telles que vapeurs
térébenthinées, vapeurs goudronnées ou créosotées, voire
même phéniquées. On a tenté des injections directes de
différents antiseptiques ; mais toute cette médication locale
n'a jamais été efficace, même associée à une révulsion cuta-
née. Du reste, cette dernière est une cause de souffrance et
d'affaiblissement qui doit être plutôt considérée comme
nuisible au rétablissement des forces du malade.

Rétablir ces forces est, d'ailleurs, le seul but que l'on doit
se proposer d'atteindre dans la majorité des cas. On l'obtient,
ou plutôt on doit s'efforcer de l'obtenir au moyen de toniques : quinquina, vins généreux, alcool à doses légères.

Lorque la mortification du parenchyme pulmonaire sera très limitée, lorsqu'on aura affaire à la forme caractérisée par la nécrose d'un lobule pulmonaire, les chances de succès seront beaucoup plus grandes, car, en dehors de la médication, purement médicale dont nous venons de parler et qui réussira souvent, on pourra, dans certains cas, avoir recours au traitement chirurgical dont les résultats, quoique très variables, n'en ont pas moins été trop probants pour ne pas le conseiller. Mais il est une condition expresse, c'est que la *lésion* soit *limitée* (cela se comprend), et que l'intervention soit *précoce*. Tout état général trop débilité sera une contre indication manifeste.

Cette *pneumotomie* a été essayée en Angleterre ; et, en France, MM. Reclus, Tuffier et Quénu s'en sont particulièrement occupés.

Il est des difficultés de détails opératoires que nous ne faisons que signaler, celle par exemple qui consiste à déterminer le siège exact de la lésion, difficulté que M. le professeur agrégé Tuffier vainc en faisant une thoracotomie exploratrice et en découvrant le foyer nécrosé par le décollement du feuillet pariétal de la plèvre, évitant ainsi l'ouverture de la grande cavité pleurale et la production de pneumothorax toujours mortels.

Ce traitement hardi, et qu'il n'est pas donné à tous de mettre en pratique, est cependant le traitement de choix dans les cas ou on ne peut espérer de guérison par le traitement médical. Mieux vaut opérer que s'abstenir.

OBSERVATIONS.

Les observations qui suivent ont, pour le sujet qui nous occupe, une très grosse importance. Elles sont, à notre avis, la base même des conclusions que nous posons à la fin de notre travail.

Nous les avons choisies entre un grand nombre d'autres, parce qu'elles nous ont paru typiques et comme marche habituelle de la maladie, et comme examen bactériologique. Les résultats négatifs auxquels on est arrivé prouvent simplement que la question est encore à l'étude ; c'est aussi notre avis. Mais le premier pas est fait, et tout porte à croire que le temps n'est pas loin où le microscope viendra apporter un peu de lumière dans les symptômes cliniques que nous ne jugeons pas suffisamment caractéristiques.

Observation I [(personnelle).

C., 43 ans, lit n° 27, entre à l'hôpital le 30 avril pour une bronchite. Le malade tousse depuis 15 ans. En 1887, il ressent un violent point de côté et entre à l'hôpital Tenon, où il est soigné pendant deux mois. En 1894, nouveau séjour d'un mois et demi à l'hôpital Bichat.

L'affection actuelle date de 15 jours, elle débute par un frisson, des sueurs profuses. Le malade a du délire diurne et nocturne. On le soumet au régime lacté. Le délire a disparu à son entrée à l'hôpital Beaujon.

Le 3 mai, nous avons à examiner le patient. Le facies est fatigué ; il se plaint d'une céphalalgie violente et continue. Il tousse beaucoup. Les crachats sont très abondants, mucopurulents à teinte grisâtre, ils sentent très mauvais et surviennent à n'importe quel moment du jour ou de la nuit.

Avant même de l'examiner, nous sommes frappés par l'extrême fétidité de l'haleine, féditité qui incommode le malade et qui, dit-il, est plus forte après chaque expectoration, ce que nous constatons, et le dégoûte des aliments.

A *l'inspection*, on remarque un peu d'amaigrissement.

A la *percussion*. — En avant, rien de particulier. En arrière, submatité des deux sommets plus marquée à gauche ; submatité à la base du poumon droit.

A *l'auscultation*. — A droite, au tiers supérieur, respiration soufflante ; à ce niveau (deuxième, troisième et quatrième côtes), douleur assez aiguë lorsque le malade tousse, ce qui lui fait y porter la main fréquemment. En arrière, râles de bronchite disséminés ; râles caverneuleux ; souffle léger à la partie moyenne du poumon.

A gauche, le poumon paraît moins atteint, sauf au sommet où l'on perçoit des craquements très nets ; dans toute sa hauteur quelques râles sans caractère spécial.

La température oscille entre 37° 5 et 38° 5.

Traitement : Térébenthine ; terpine ; fumigations.

Amélioration progressive du foyer du côté droit qui reste gargouillant, mais avec diminution de la matité. Les crachats devien-

nent de moins en moins abondants, en même temps que leur fétidité, ainsi que celle de l'haleine, diminue. La fièvre a disparu.

Le 18 mai, le malade est en pleine convalescence et va à Vincennes.

Observation II (personnelle).

M. C., âgé de 52 ans, n'a jamais fait de maladie, mais a toujours
été sujet à s'enrhumer ; ces rhumes d'ailleurs ne l'ont jamais mis
dans l'obligation de suspendre son travail. Employé dans une admi-
nistration, à part ses congés réguliers, il ne compte aucun jour
d'absence.

Depuis six mois environ, cependant, la toux ne s'était pas calmée
comme elle le faisait ordinairement au commencement des cha-
leurs et, depuis un mois, il se trouvait tous les soirs légèrement
fatigué et fiévreux.

Il se décide à faire venir son médecin, le Dr B... qui a bien voulu
nous donner cette observation. Le Dr B... constata au tiers moyen
du poumon droit, des râles sous-crépitants et le diagnostic de
congestion pulmonaire fut posé. On fit mettre quelques ventouses
scarifiées et on prescrivit une potion de Todd-quina.

Le lendemain, le malade ne se trouvait pas mieux, bien que le
foyer pulmonaire n'ait pas augmenté ; il était plus fatigué, et se
plaignait en outre d'avoir une *mauvaise* haleine. On ne pensa pas
encore à la gangrène pulmonaire ; mais le lendemain, c'est-à-dire,
à la troisième visite du médecin, le diagnostic s'imposa de lui-
même. L'expectoration était devenue plus abondante et avait une
odeur caractéristique ; l'haleine était devenue fétide.

Il ne fut pas question d'intervention chirurgicale, malgré l'état
du malade qui, quoique grave, présentait encore une résistance
suffisante. L'état du poumon, d'autre part, ne paraissait pas s'aggraver. Le siége des râles était toujours limité au foyer primitif.

La fièvre, toujours très élevée, variant de 38°2, à 39,5 était le
seul point qui pouvait obscurcir le pronostic.

Cet état dura 8 jours, pendant lesquels la médication la plus
tonique fut instituée, en même temps que des vaporisations bal-
samiques étaient faites dans toute la chambre.

Au bout de 9 jours, la fétidité de l'haleine et des crachats disparut, mais reparut 6 jours après, persista encore une semaine environ, diminua à nouveau et ne reparut plus.

Le malade que j'ai revu avec le Dr B... va, en ce moment, aussi bien que possible. Il a beaucoup maigri paraît-il, il tousse encore mais n'a pas d'accidents généraux. La fièvre n'existe plus, même le soir ; les forces reviennent.

REFLEXIONS. — Nous n'ignorons pas que ce diagnostic peut être discuté ; et qu'au lieu de conclure à de la gangrène pulmonaire, on peut penser à une poussée de bronchectasie. Nous ne le croyons cependant pas. Dans la dilatation des bronches, il y a de la bronchorrée qui n'a jamais existé chez notre malade. Il y a eu, à partir du jour où la poussée d'inflammation s'est faite, une fièvre qui n'existe pas dans la bronchectasie ; enfin l'état général grave qui n'a persisté qu'une quinzaine de jours, en deux fois, ne s'observe pas dans cette dernière maladie, avec ce processus et cette intensité. Nous croyons que ce malade a fait de la *nécrose* d'un de ses lobules pulmonaires, foyer gangréneux très limité et qui a guéri par le fait même de sa limitation, comme nous en avons fait prévoir la possibilité dans le cours de ce travail.

OSERVATION III (personnelle).

Mme V..., âgée de 27 ans, mariée, mère de deux enfants, avait, depuis sa deuxième couche surtout, vu sa santé s'altérer. Amaigrissement ; toux quinteuse ; diminution de l'appétit ; fatigue extrême après le moindre travail ou la marche. Telle était la situation de Mme V... à la fin de janvier 1902.

Les médecins qui la virent à ce moment ne doutèrent pas qu'il y eut de la tuberculose en voie de formation, d'autant plus qu'à l'auscultation on distinguait nettement de l'expiration prolongée aux deux sommets avec des craquements à gauche. Cependant le thermomètre ne révélait aucune élévation de température inquiétante : à peine trouvait-on le soir 37° 7 ; 37° 8, alors que le matin elle n'atteignait pas 37°.

Vers le milieu de février, les crachats apparurent et devinrent très rapidement abondants. Ils étaient muqueux, blancs, ne présentant aucune teinte rougeâtre, ni filets de sang.

L'examen bactériologique fit reconnaître une assez grande quantité de bacilles de Koch.

Le diagnostic confirmé, on conseilla à Mme V... de partir pour la campagne. Elle se rendit aux environs de Paris où elle possède une petite propriété, mais elle revint bientôt, le mauvais temps l'empêchant de sortir et de suivre le traitement hygiénique de plein air qui lui avait été prescrit.

On était alors dans les premiers jours de mars. L'état ne s'était pas sensiblement modifié. La fièvre vespérale seule avait un peu augmenté et le thermomètre marquait 38° 4 ou 38° 6.

A la fin du mois seulement, Mme V... commença à se plaindre d'avoir une *respiration qui sentait mauvais*. Le médecin qui la soignait à ce moment, le Dr B..., ne s'en était pas aperçu et même ne s'en aperçut pas au moment où la malade le lui fit remarquer; Mme V..., ayant la précaution de se laver la bouche à de nombreuses reprises, pendant la journée, notamment aux moments où elle pensait recevoir une visite.

Les crachats n'avaient aucune odeur.

Le 6 avril, au milieu de la nuit, le médecin fut appelé, Mme V... avait un point de côté intense et une fièvre de 39° 9. L'auscultation dénota au niveau de la base du poumon gauche de gros râles muqueux, avec une zone, grande comme une paume de main, présentant de la matité et douloureuse même à la pression.

Le lendemain, 7 avril, la malade, dans un effort de toux, expectora une gorgée de crachats légèrement sanguinolents, mais foncés, répandant une odeur infecte. L'auscultation ne donna aucun signe caverneux.

L'examen bactériologique fut recommencé et ne révéla encore que la présence de colonies de bacilles tuberculeux..

A partir de ce jour jusqu'au 23 avril, jour où survint la mort, les signes cliniques ne s'amendèrent pas un seul jour. La température resta autour de 40°. L'auscultation permit de voir le foyer de gangrène pulmonaire (le diagnostic n'était plus douteux) s'agrandir et englober tout le lobe inférieur ; des signes caverneux se firent entendre, 8 jours environ avant le décès, et les crachats et l'haleine étaient devenus tellement fétides que l'on fut obligé de laisser en permanence un pulvérisateur à vapeur répandant dans la chambre des vapeurs de thymol.

Le 22 avril, le soir, la malade fut prise d'une syncope et le 23 au matin elle succomba malgré les toniques qui avaient été impuissants à relever ses forces. La gangrène pulmonaire avait fait son œuvre.

RÉFLEXIONS. — Nous ne retiendrons de cette observation incomplète, puisque l'autopsie n'a pu être faite, que deux points :

1° Le diagnostic certain était gangrène pulmonaire diffuse de tout le lobe inférieur gauche.

2° Existence du bacille de la tuberculose seul, avant la poussée de gangrène, ainsi qu'au milieu de celle-ci. Aucun autre microbe caractéristique dans les crachats gangréneux.

OBSERVATION IV. — RABINOWITSCH (Lydia). — *Befund von säurefesten Tuberkelbacillenähnlichen Bacterien bei Lungengangrän. Deutsch. med. Wochnschr*. Leipz-u-Berl. 1900.

Il s'agit d'un malade qui fut reçu à l'Institut des maladies infectieuses de Berlin, le 24 septembre 1898, avec le diagnostic de bronchite chronique. L'examen répété des crachats donne un résultat négatif touchant le bacille de la tuberculose. Dans les derniers jours de la maladie, les crachats prennent une odeur fétide et l'on pense à la gangrène pulmonaire. Le malade meurt le 6 octobre 1898.

A l'autopsie on trouve dans le lobe supérieur du poumon gauche une cavité de la dimension du poing ; son contenu répand une odeur des plus fétides. Dans le reste du poumon, aucune trace de tuberculose.

Dans les derniers jours de l'affection, l'examen des crachats, provenant de l'abcès gangréneux du poumon, révéla l'existence de nombreux cocci qui se coloraient d'après la méthode de Ziehl-Neelsen, de bâtonnets et, dans la masse, des bactéries fortement acides. Ces bactéries étaient un peu plus grosses et un peu plus longues que les bacilles de la tuberculose et présentaient, à leurs extrémités, un renflement en forme de massue. On ne peut obser-

ver la production de spores. Les bâtonnets étaient souvent divisés
en forme de croix avec tendance à former des filaments plus courts.
Après coloration, ces bâtonnets ne pouvaient pas être différenciés
du véritable bacille tuberculeux.

Si l'on en fait une culture, au bout de 24 à 48 heures, ils appa-
raissent sur l'agar glycériné en colonies brillantes d'une couleur
grisâtre et de la grosseur d'une tête d'épingle. Dans une période
de développement plus avancée, le brillant disparaît. Si on laisse
la culture se développer à la température de la chambre, elle prend
une coloration d'un jaune orangé très intense. Dans les cultures
plus anciennes, les bâtonnets paraissent mobiles et ont tendance à
produire des filaments. Dans les cultures sur gélatine, ils croissent
lentement et forment, le long de la piqûre d'ensemencement, de
petites colonies séparées les unes des autres. Sur la pomme de
terre, les cultures montrent, au bout de deux à trois jours, une abondante couche grise et humide. Le bouillon ensemencé superficiel-
lement reste clair.

Avec les crachats, le pus gangréneux et le foyer de gangrène
on fit des inoculations à six cobayes soit sous la peau soit en injections intra-péritonéales. Six à huit semaines après les animaux
sacrifiés n'offrirent aucune lésion pathologique. L'auteur déclare
que cette bactérie a été étudiée par Lehmann et Neumann, mais
que c'est la première fois que l'on est parvenu à l'isoler et à la
différencier du bacille tuberculeux.

OBSERVATION V. — BENVENUTI ERIO, 1900. — *Sur un état bactériologique spécial de l'expectoration dans la gangrène pulmonaire.
(Bacilles pseudo-tuberculeux).*

T. 54 ans. Antécédents héréditaires ou personnels nuls. Un frère
mort d'un néoplasme du foie. L'affection débute il y a 3 ans par
des troubles stomacaux. Douleurs épigastriques irradiant vers
l'hypocondre gauche. En 1889 dépérissement et subictère. Les
digestions sont toujours douloureuses et suivies souvent de vomissements d'abord muqueux, puis alimentaires. Examen de l'estomac :
légère dilatation, et diminution de l'acide chlorhydrique. En janvier 1900, aux symptômes précités viennent se joindre la fièvre,

une broncho-pneumonie de la base du poumon gauche avec léger
épanchement pleurétique. Le malade entre à la clinique. Dès lors
son état ne fait qu'empirer : dépérissement et cachexie très rapi-
des. La température monte à 40°, expectorations horriblement
fétides. A l'examen microscopique des crachats, outre les éléments de la gangrène pulmonaire, on trouve des bacilles spéciaux
qui, par leur forme, leur grosseur, et leur mode de coloration,
offrent tous les caractères du bacille de la tuberculose. On diagnostique : gangrène pulmonaire de nature tuberculeuse, abandon-
nant l'idée première de gangrène de l'estomac. Le malade meurt
de cachexie quelques jours après.

Autopsie : Dans l'appareil pulmonaire, un foyer de gangrène
intéressant presque tout le lobe inférieur gauche. Dans les environs de ce foyer, pas plus d'ailleurs que dans aucune autre partie
de l'un ou l'autre poumon, on ne trouve trace de tuberculose. La
putréfaction très avancée empêche de se faire une idée exacte de
l'origine de cette gangrène. Pourtant, on constate de fortes adhérences entre le grand cul-de-sac de l'estomac, l'angle du côlon des-
cendant, la rate, le diaphragme et la base du poumon gauche. Or,
c'est à ce niveau que se trouvait le foyer de gangrène pulmonaire
qui ne serait que consécutive à un néoplasme de l'estomac qui
aurait perforé le diaphragme : ce qui concorderait avec le tableau
clinique de la maladie. L'auteur, qui se réserve de publier l'examen histologique, constate seulement que l'autopsie a prouvé
indiscutablement qu'il ne s'agissait pas d'une affection tuberculeuse.

OBSERVATION VI. — BERNDT (F.). — *Beitrag zur chirurgischen
Behandlung der Lungengangrän* (*Wien. klin. Rundsch.* 1900).

Il s'agit d'un homme de 34 ans, sans antécédents héréditaires. A
l'automne de 1893, pneumonie du lobe inférieur gauche. En 1894,
il va faire un voyage en Suisse qui améliore son état ; mais il lui
reste toujours de la toux. A l'automne, son état s'aggrave, toux et
expectoration.

Le 2 avril 1895, amaigrissement notable, pâleur du visage, toux
violente, expectoration abondante. A l'examen on trouve : poumon
droit normal. A gauche, à la pointe de l'omoplate, tympanisme res-

piratoire. A l'auscultation, au-dessous de la pointe de l'omoplate et dans une région large comme une paume de main, souffle amphorique, etc.

Le diagnostic établi fut celui de gangrène pulmonaire consécutive à une pneumonie.

Le 10 avril, opération. Après anesthésie, ponction entre la 9e et la 10e côte qui amène un pus jaune verdâtre, résection de 6 centimètres de la 9e côte ; évacuation d'environ un litre de pus fétide. Drainage ; pansement.

Le 28 avril amélioration notable, les crachats sont moins abondants et moins fétides.

Le 20 mai, la plaie est guérie, plus de toux.

Le 18 juin réapparition brusque des phénomènes ; nouvelle opération avec résection de la 8e côte (10 centim.). Il persiste ensuite une fistule qui dure plusieurs mois. En décembre 1895, guérison définitive.

OBSERVATION VII. — BERNDT (Idem 1900).

Il s'agit d'un homme de 39 ans, lithographe, qui est admis à l'hôpital, le 16 mai 1899, avec des symptômes qui font porter le diagnostic de gangrène pulmonaire. Le 22 mai, ponction entre la 6e et la 7e côte, et opération sous chloroforme après résection des 6e et 7e côtes (8 à 10 centimètres). Le malade meurt le 28 mai.

Autopsie : A gauche, fortes adhérences de la plèvre ; le lobe supérieur du poumon renferme du sang. Dans le lobe inférieur on remarque deux grandes cavités : l'une repose sur le péricarde, l'autre, de la grosseur d'une pomme, est située en dessous de la précédente.

Le poumon droit présente, dans son lobe supérieur, une coloration gris rougeâtre avec des foyers d'infiltration. Hépatisation des lobes moyens et inférieurs. A la coupe, nombreux foyers de gangrène pulmonaire.

Observation VIII. — Musmeci (N.). (*Rivista medica*, Milano, 1901)

Au mois d'août 1900, G. J. a été soigné pendant 10 jours, par l'auteur, pour une affection de l'appareil respiratoire ; une pleurésie purulente du côté droit, avait fait suite à une attaque de rhumatisme. L'épanchement disparaît rapidement, mais on remarque l'existence d'un foyer inflammatoire au niveau du lobe moyen du poumon droit. Le malade éprouve de l'angoisse ; la toux est rare, non douloureuse ; la température est de 37° 6 le matin, 38° 2 le soir. Le pouls est rapide, mais régulier. L'examen du thorax fait constater à droite et en arrière, une zone de submatité. Le murmure vésiculaire est diminué, quelques râles fins à l'inspiration. (Phénacétine, salol). Le 17e jour, le processus morbide augmente d'intensité. La toux est plus fréquente, les crachats sont muco-purulents et striés de sang. Matité dans toute la partie moyenne du poumon droit, fièvre 39°; pouls faible, précipité. (Digitale, benzoate de soude, vésicatoires). Le soir, légère amélioration. T. 38°4 ; à minuit, les phénomènes thoraciques augmentent d'intensité, la partie inférieure du poumon droit est envahie ; la température atteint 39°7 ; des quintes de toux très fréquentes amènent l'expectoration de crachats couleur jus de pruneaux, très fétides. Cette expectoration fait s'ajouter le diagnostic de foyer de gangrène pulmonaire, à celui de pleuro-pneumonie tout d'abord posé et explique l'augmentation progressive de tous les symptômes. On prescrit alors des cachets de lathophénine, des inhalations thérébentinées. L'état du malade ne fait dès lors qu'empirer; la fièvre monte le soir à 40°; il y a du délire; la soif est excessive. Le pronostic est très grave. Le cinquième jour, après cette recrudescence, l'expectoration augmente encore et répand une odeur infecte insupportable, pénétrante, comme les matières fécales ou les macérations anatomiques. L'examen des crachats fait voir clairement des détritus gangréneux du parenchyme pulmonaire, et des fibres élastiques baignant dans du pus. La dyspnée est excessive, le pouls est faible, filiforme, arythmique ; la langue est sèche, rouge, crevassée ; à 4 h. du matin, agonie ; à 8 h. mort.

OBSERVATION IX. — PACKARD et LE CONTE (de Philadelphie). — [*Aspects médicaux et chirurgicaux de la gangrène du poumon*] (*Amer. J. M. Sc.*, Phila, 1902, mars).

Un australien âgé de 42 ans, entre dans le service du Dr Packard, à Pensylvania Hospital, le 10 mai 1901. Antécédents héréditaires ou personnels nuls. Profession : mineur. Début de l'affection par fièvre, toux, expectoration. La toux est augmentée par le décubitus sur le côté gauche ; rien au cœur.

Examen des poumons : au sommet gauche quelques râles sibilants ; à droite, sonorité diminuée au niveau du 3e espace intercostal, en bas et en arrière, souffle tubaire ou râles muqueux, à l'inspiration et à l'expiration. Crachats verdâtres, muco-purulents, à diplocoques et streptocoques, sans bacilles de la tuberculose. Souvent l'expectoration est abondante et sent mauvais. Pas de fièvre.

Le 25 mai, sonorité très faible à la base et en arrière du poumon droit. Pas de frémissement dans cette zône, alors qu'au-dessus, les vibrations sont augmentées avec sonorité tubaire et souffle amphorique. Peu à peu, l'expectoration diminue, l'état général s'améliore, le malade quitte l'hôpital, le 13 août. Rentrée 5 jours après. A partir du 12 septembre, poussées irrégulières de température, expectorations abondantes striées de sang. Le 19 sept., œdème des deux côtés de la poitrine ; bruits de frottements au niveau du voisinage du mamelon droit. Au niveau de la 4e vertèbre dorsale, souffles caverneux et gros râles, les crachats deviennent verdâtres, très fétides. Le 25 sept., vomissement d'une pinte de sang. Le 5 octobre, l'état général est mauvais, le faciès grippé. La température oscille aux environs de 103° Fahrenheit. Au poumon droit : hyperrésonance à la partie supérieure ; à la partie inférieure, les muscles intercostaux sont rétractés, alors qu'à gauche ils sont saillants, les bruits du cœur sont lointains, probablement à cause de l'emphysème de compensation du poumon.

A l'auscultation, on retrouve les mêmes signes que précédemment, mais plus marqués.

Le diagnostic est difficile. Il faut tenir compte que c'est un mineur dont le parenchyme pulmonaire est infiltré de charbon. Le pronostic devenant de plus en plus mauvais, on fit opérer le malade par le D^r Le Conte.

D'après celui-ci : Le processus gangréneux est confiné dans un seul poumon. (Lorsque les deux sont pris, l'intervention est inutile) ; il n'y a probablement qu'une seule cavité et le foyer est bien circonscrit.

Après ponction exploratrice, l'opération selon les règles est pratiquée et réussit. La toux et tous les symptômes diminuaient, mais l'infection persistait et l'on retirait des pansements des petits morceaux de tissu nécrosé. La cavité est irriguée, mais on doit suspendre les irrigations qui provoquent une violente toux. Le 25 octobre, soit 20 jours après l'opération, marasme général et mort.

OBSERVATION X. — HUBER (Francis). — *Pulmonary gangrene.*
Arch. Pediat., N. Y., 1902, XIX, 171-175.

L'auteur déclare avoir eu, pendant ces deux dernières années, à observer trois cas de gangrène pulmonaire chez des enfants avec issue fatale. Chez l'un de ces enfants, un garçon de 7 ans, les symptômes physiques firent conclure à l'envahissement des deux côtés. L'autopsie ne fut pas permise. — Chez le second, âgé de 3 ans, il y avait une grande cavité du côté droit avec respiration extrêmement fétide. Les lésions rencontrées de l'autre côté étaient telles qu'une opération n'était pas possible. Mort. — Dans le troisième cas, il s'agit d'un enfant de 4 ans qui eut une amélioration considérable dans son état, grâce à l'emploi du gaiacol et des toniques ; mais la famille s'opposa à l'opération et l'enfant mourut presque subitement. Pas d'autopsie.

Dans un quatrième cas, la terminaison fut plus favorable. Il s'agit d'un jeune garçon de 5 ans qui présentait des symptômes tels, que la mère crut à la pénétration d'un morceau de sucre dans le larynx. Ici il y avait des signes manifestes de localisation à un seul poumon ; la respiration donne une odeur assez désagréable ; état général satisfaisant. Amélioration, grâce à un traitement tonique. Trois semaines après, la grand'mère amène l'enfant à la clinique infantile en disant que la veille il avait expectoré en toussant, un fragment de pistache de terre. Depuis, les symptômes pulmonaires disparurent peu à peu et retour complet à la santé. — Dans le cas suivant, on n'a pu vérifier définitivement le diagnostic qui fut celui-ci : petit foyer de gangrène avec abcès. Il s'agit d'une petite fille de 5 ans qui fut observée il y a quelques mois par l'auteur. Au début, on porta le diagnostic de pleuropneumonie du lobe inférieur droit. Une forte leucocytose et les symptômes physiques observés 5 semaines après, firent penser à une collection purulente locale. Ponction exploratrice faite plusieurs fois à des intervalles de quelques jours ; à la première ponction, liquide sanguin ; à la deuxième, liquide sanguin putride ; à la troisième, résultat négatif. Depuis quelque temps, odeur désagréable pendant la respiration. Traitement tonique, guaiacol, créosote, etc.

L'auteur raconte ensuite l'histoire d'un autre cas dans lequel la cause des troubles n'était pas manifeste et où l'on intervint dans un moment fort peu favorable. Il s'agit d'une petite fille de 3 ans, née aux Etats-Unis, de parents russo-polonais. Antécédents héréditaires peu importants. *Antécédents personnels* : la fillette tousse ; mais les quintes ont un caractère paroxystique ; envies fréquentes de vomir. Aucun symptôme faisant penser à la coqueluche. Température irrégulière. Peu de temps avant son admission à la clinique, le médecin pensant à la présence de pus, fait une ponction exploratrice négative. Peu après, la mère dit avoir trouvé du pus dans les crachats en même temps que la respiration a une odeur repoussante. Au moment de son entrée à l'hôpital, la malade est pâle, amaigrie et pèse environ 23 livres. Pouls faible et rapide ; température = 102° F. ; respiration = 52. Respiration fétide. Dyspepsie considérable.

Examen physique : — *Poumon droit* : en arrière, matité dans le lobe supérieur en haut et dans l'aisselle jusqu'à la 7e côte ; bronchophonie ; respiration rude ; — en avant, matité générale ; respiration un peu exagérée au sommet, râles fins au niveau de la 3e côte : râles secs dans l'aisselle.

Poumon gauche : — En arrière, râles fins et humides (petits et nombreux) ; bronchophonie, surtout en haut du lobe inférieur ; — en avant : au-dessus de la 2e côte, respiration bronchique avec

de gros râles; dans l'aisselle, diminution du murmure respiratoire.
— Hémoglobine 50 0/0 ; globules rouges = 5 millions ; globules
blancs = 19.600. Dans les crachats = fibres élastiques ; autrement,
rien ; pas de bacilles.

TRAITEMENT SYMPTOMATIQUE. — Au bout d'une semaine, amélioration. L'hypothèse d'un abcès du poumon avec gangrène est
mise en doute. Une nouvelle ponction exploratrice faite en arrière
du côté gauche vers l'angle de l'omoplate révèle l'existence du pus
à peu de distance de la surface. Malheureusement on ne fit pas
d'examen bactériologique.

Deux jours après, chloroformisation, et résection de la 9e côte.
Des ponctions exploratrices faites à divers endroits ne révèlent
pas le siège de l'abcès. L'état général de l'enfant n'étant pas des
meilleurs, on tamponne la plaie et on fait le pansement; on s'aper-
çoit alors qu'une certaine quantité de pus a été évacuée par le nez
et par la bouche, l'abcès s'étant ouvert pendant l'opération.

Puis nouvelles ponctions qui ne donnent rien au point de vue
du pus. Pas de pneumothorax. Drainage de la plaie par lequel
s'écoule du pus fétide. Amélioration ; puis diminution de l'écoule-
ment purulent. Retour à la guérison.

Le 5 septembre, état général excellent. Il n'y a pas eu de réci-
dive.

OBSERVATION XI. — CARR (W. L.). — *Pulmonary gangrene in an
infant. — Arch. Pediat.*, N. Y., 1902, XIX, 176-182.

A... J..., âgé d'un an, est né le 12 octobre 1898 et a été abandonné
par sa mère, à l'âge de 6 mois. Pendant l'été de 1899, bronchite et
troubles intestinaux dont les caractères n'ont pas été exactement
déterminés. La dentition a commencé à 10 mois. Depuis 3 mois,
l'enfant a une grande transpiration de la tête pendant son som-
meil.

A l'examen, poumon gauche normal ; cœur normal ; dans le
poumon droit légère matité dans le lobe inférieur ; pas de râles.
Foie un peu hypertrophié ; on ne sent pas la rate à la palpation ;
température normale.

Le 19 octobre, constipation ; lavage du colon ; évacuation d'une grande quantité de mucosités.

Le 20 octobre, température normale. Examen physique négatif.

Le 30, température = 101° F. Relâchement de l'intestin avec mucosités dans les selles. Pouls et respiration normaux. Légère toux, lavage du colon.

Le 31. — T. = 100 à 102° ; P. = 128 à 136 ; R. = 28. Mucosités dans les selles. Pas de changement dans les poumons.

1er novembre. — Même état. Distension abdominale. Toux plus fréquente avec vomissements de mucosités. Respiration exagérée dans tout le poumon droit. Pas de râles ni de matité.

Dans le poumon gauche, râles muqueux.

Le 2. — Mèmes symptômes physiques.

Le 3. — Toux plus fréquente. Quelques râles muqueux dans le poumon droit en avant et en arrière avec matité à la base et un peu au sommet.

Le 7. — Les signes physiques montrent un arrêt dans l'expansion des lésions dans le poumon droit ; expiration prolongée ; quelques râles muqueux. Dans le poumon droit, vibrations vocales exagérées ; matité étendue de l'omoplate à la base du poumon ; fines crépitations à la base.

Le 10. — T. = augmente 105°. Mêmes symptômes, si ce n'est que la crépitation est plus accentuée sur la face postérieure du poumon droit. Les selles renferment du mucus et de la caséine non digérée. Le lendemain, refroidissement des extrémités ; vomissements, pouls irrégulier.

Le 15. — Pas de vomissements ; abdomen très distendu. Respiration pénible. Pouls faible. — Le lendemain, toux fréquente ; pouls rapide et faible ; strabisme et légère rétraction pupillaire. Mêmes symptômes pulmonaires.

Le 18. — Apathie ; symptômes d'irritation cérébrale. — Le 19. T. = 100 à 104° ; P. = 120 à 138 ; R. = 28 à 40. Toux légère sans expectoration ; respiration laborieuse ; pouls faible ; pas de réaction de pupille à la lumière. Stupeur. Mort à 8 heures du soir.

Pendant la maladie de l'enfant, la respiration avait une odeur un peu fétide. Le caractère de la courbe de la température faisait penser à un processus septique ; mais on ne pouvait déterminer si il s'agissait d'une gangrène liée à une broncho-pneumonie septique.

A l'autopsie, on trouva : solidification complète du lobe inférieur gauche avec broncho-pneumonie et, dans sa moitié postérieure, un foyer (gangréneux) de deux pouces 1/2 de diamètre, situé à un huitième de pouce de la surface pleurale.

Pas de pleurésie. Thrombose des veines pulmonaires dans ce lobe.

Dans le lobe supérieur, on trouve une petite zone de gangrène juste au niveau du bord postéro-inférieur, mais elle est à un stade moins avancé que dans le lobe inférieur. Œdèmes des deux poumons.

Dans le lobe inférieur droit, broncho-pneumonie aiguë occupant la moitié du lobe avec foyer de gangrène plus petit de moitié que celui du lobe inférieur gauche. Dans le lobe supérieur droit, bron-cho-pneumonie du sommet. — *Diagnostic anatomique* : bronchopneumonie ; gangrène pulmonaire ; foie graisseux ; entéro-colite catarrhale.

CONCLUSIONS.

1° La fétidité de l'haleine et des crachats n'est pas suffisante pour affirmer le diagnostic de la grangrène pulmonaire ; ce phénomène peut, en effet, exister dans de nombreuses affections des voies aériennes, et dans quelques-unes des voies digestives.

2° En dehors de la fétidité de l'expectoration et de l'haleine qui n'en reste pas moins le symptôme dominant, l'état général du malade est le principal élément de diagnostic.

3° Les travaux de bactériologie n'ont pas fait encore reconnaître, au milieu des nombreux éléments que l'on trouve dans les crachats, un microbe vraiment spécifique.

4° Peut-être arrivera-t-on à découvrir, par la suite, que le bacille de la gangrène pulmonaire n'est qu'un dérivé du bacille tuberculeux se développant d'une autre façon, sous une influence encore inconnue, chez un individu en puissance d'un état idiosyncrasique particulier.

5° Dans l'état actuel de la science, il n'y a pas de signe bactériologique véritablement pathognomonique de la gangrène pulmonaire.

Imprimerie de l'Institut de Bibliographie. — (Juillet 1902). — N° 565.